MÉMOIRE

SUR LE CHOLÉRA DE 1854

DANS LE JURA SALINOIS.

PAR

M. GERMAIN, D.-M.-P.

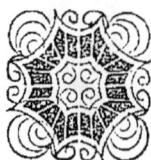

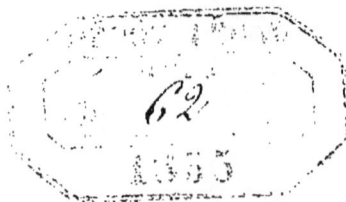

LONS-LE-SAUNIER,

IMPRIMERIE ET LITHOGRAPHIE DE FRÉD. GAUTHIER.

—

1855.

NOSOLOGIE.

—

MÉMOIRE SUR LE CHOLÉRA DE 1854

DANS LE JURA SALINOIS.

———o◦⧏⧐◦o———

Première partie.

CAUSES PRÉDISPOSANTES, LOCALES ET INDIVIDUELLES.

Bien que le choléra se suffise à lui-même pour se produire et se propager, il est néanmoins des faits qui dominent la question des causes propres à favoriser l'invasion et le développement de cette épidémie. En effet, elle n'a point atteint toutes les localités et tous les individus qui habitent une même contrée : plusieurs communes ont été épargnées. A quoi faut-il attribuer cette fâcheuse prédilection du choléra pour un pays et pour quelques-uns de ses habitants ? Considérée sous ce point de vue, cette étude donne lieu à deux ordres de questions ; 1° l'une relative aux localités, 2° l'autre concernant les aptitudes générales et individuelles à subir l'influence du mal épidémique. Puisque tous les essais tentés jusqu'à présent pour trouver la cause matérielle et spéciale du choléra, ont été infructueux, du moins la connaissance des éléments qui développent cette maladie dans une contrée, ainsi que l'appréciation exacte des dispositions indivi-

— 6 —

duelles, liées à des conditions particulières de l'organisme, nous mettent sur la voie de poser des limites à l'invasion et à la propagation de cette maladie.

MARCHE DU CHOLÉRA.

En 1849, le choléra épidémique s'arrêta sur les bords de la Saône, à Gray, et sur ceux du Doubs, à Dole, où il fut favorisé dans son développement par le voisinage de ce cours d'eau et du canal de navigation ; il paraissait avoir consommé toute son activité dans ces deux cités et leurs environs. Les pays en deçà du Doubs furent alors exempts de ce fléau.

En 1854, on a vu cette épidémie acquérir un si haut degré d'intensité, que, loin de s'épuiser dans ces mêmes lieux, elle monta à 550 mètres au-dessus du niveau de la mer, jusqu'au premier plateau, qu'elle dépassa pour se manifester parmi les populations de la première vallée longitudinale du Jura, vaste courbe oxfordienne dans laquelle coulent l'Ain et ses affluents supérieurs. Au canton de Champagnole, elle fit irruption au Pasquier, à Ney, à Monnet-la-Ville, près d'une eau marécageuse retenue par l'écluse d'un moulin ; au Pont-du-Navoy et aux forges de cette commune, près d'un canal dont la vase avait été déposée sur ses bords. Puis, en suivant les contours de cette vallée et les rivages de l'Ain, elle se déclara au Pont-de-Poitte, aux environs d'Orgelet, à Brillat.

LIGNES AQUEUSES.

Avant de franchir la première chaîne du Jura, le choléra avait commencé à sévir dans les alluvions du canton de Villers-Farlay, que submerge la Loue à Ounans, Chamblay, Senans, Ecleux, Cramans, Villers-Farlay. Il pénétra, par Mouchard, au milieu de la zône vinicole du versant occidental du Jura.

A Salins, la maladie atteignit d'abord quelques habitants logés près de la Furieuse; en même temps elle remonta le cours de cette rivière et décima la petite population rurale de Moutaine. A Poligny, Arbois, villes placées à l'entrée de gorges qui traversent le premier plateau, partout nous avons vu le choléra suivre constamment, dans sa marche, les lignes aqueuses, s'arrêter dans les lieux bas et humides, et se propager ensuite aux habitations plus ou moins éloignées de ces rivages.

APTITUDES DES TERRAINS GÉOLOGIQUES.

M. Boubée a signalé dans un rapport adressé à l'académie, en 1852, les relations du choléra épidémique avec les conditions géologiques des terrains. Il prétend que les roches granitiques, les calcaires compactes ont la propriété de repousser cet agent subtil d'épidémie, tandis qu'il concentre son activité dans les alluvions tertiaires, le sol crétacé et les combes argileuses, qui offrent de vastes surfaces d'évaporation et d'exhalaisons humatiles. La première assertion est vraie, en ce sens que les roches cristallines s'élèvent à une certaine hauteur et loin des eaux ; autrement le mal n'est qu'atténué. La seconde proposition peut être regardée comme un fait généralement consacré par l'observation, avec quelques exceptions que nous relaterons, toutefois, en ce qui a rapport avec notre pays.

Ainsi, on a cité quelques cas de cette affection morbide à Moissey, village près de la forêt de la Serre, qui repose sur le grès vosgien et les roches granitoïdes ; mais là, comme dans les autres localités composées de ces mêmes terrains, le choléra n'atteignait que son minimum d'intensité, tandis qu'il décimait les populations voisines, qui étaient dans des conditions hydro-géologiques différentes de celles de Moissey.

Nous venons de voir que le terrain d'alluvion tertiaire a été considéré comme conducteur du miasme cholérique; en effet, il a été funeste à plusieurs habitants des plaines d'alluvion de la Loue, à Chamblay, Villers-Farlay, etc. A ce sujet, nous pourrions émettre une objection, en citant la Bresse et la Dombes : ce pays d'alluvion, bas et brumeux, couvert d'étangs, a été à l'abri de toute atteinte du choléra. Quoique ces résultats soient en apparence contradictoires, une masse de faits recueillis dans d'autres contrées victimes de cette épidémie, et dont la constitution géologique ne diffère pas de celle de la Bresse, nous oblige d'admettre dans le sol alluvial, comme au milieu de nos combes marno-argileuses, l'existence d'un élément local, non essentiel, mais cause secondaire et adjuvante de l'épidémie cholérique.

D'après ces documents fournis par la science, une foule d'habitants de la plaine se rendirent des rives de la Saône et du Doubs sur les plateaux du Jura, élevés de 800 à 900 mètres au-dessus de la mer. Leur prévision ne fut point trompée : ces hauts gradins de l'amphithéâtre de nos monts couverts de sapins, eurent le privilége de n'avoir pas été visités par cette maladie, qui affligea cruellement la première vallée longitudinale. A la vérité, la cholérine n'a pas épargné, à cette époque, les hauts plateaux calcaires et néocomiens. Ce seul fait témoigne que le poison cholérigène acquiert une grande puissance dans les profondes dépressions du sol, foyer constant d'évaporation et d'hygrométricité, au lieu qu'il se dissémine et qu'il perd de sa force léthifère, lorsqu'il arrive sur des sommets arides balayés par les vents.

APTITUDE. — RARÉFACTION DE L'AIR.

Ainsi, un air frais et raréfié est une des conditions prophylactiques qui font jouir les lieux secs et élevés de l'immunité anti-cholérique ; tandis que cette épidémie trouve dans un excès d'hygrométricité (l'air épais et brumeux des vallées), des éléments favorables pour se produire et exercer ses ravages. Tous les épidémiographes modernes s'accordent à ce sujet.

INSALUBRITÉ. — HYGROMÉTRICITÉ.

Cette aptitude cholérique est augmentée par les exondations ; les vapeurs exhalées du sol submergé s'imprègnent de miasmes septiques, produit de la décomposition des substances végéto-animales, mises à découvert par le retrait des eaux et leur exposition à la chaleur du soleil. Il en est de même des dépôts vaseux entassés sur le bord des canaux et des rivières. Le choléra a pris sa naissance et son caractère d'endémicité dans le delta du Gange, foyer immense d'émanations septiques et d'humidité sous les feux d'un soleil brûlant. Cette cause morbide essentielle étant reconnue, on doit remarquer que celles qui sont subordonnées lui ressemblent à différents degrés, relativement aux effets consécutifs. Dans les villages, les maisons humides, mal éclairées, où s'entasse une famille nombreuse au milieu de la malpropreté, à côté des égouts, des mares vaseuses, des fumiers déposés au devant des habitations ; dans les villes, les rez-de-chaussées des rues basses, étroites, sur le bord des rivières, ont donné le plus grand chiffre de mortalité au choléra.

MÉTÉORES. — TEMPÉRATURE.

Dans les mois de juillet et d'août, de fortes chaleurs succédèrent constamment à des averses ; la température s'élevait à 25 et 26° centigrades, sous l'empire des vents du sud et du sud-ouest. Ces alternances de pluie et de soleil occasionnèrent dans l'air ambiant une surabondante exhalaison de vapeurs.

infectes; on comptait, à cette époque, un plus grand
nombre de cas de choléra. Le ciel, chargé d'électricité, contribua à cette aggravation du mal. A Dole
et en certaines localités de l'arrondissement de Poligny, le chiffre excédant de morts a été remarqué
durant cette épidémie et le règne successif des
orages tonitrueux.

La forte tension électrique signalée dans cette
période estivale, ne pouvait manquer de produire
un affaissement nerveux, qui enlevait à l'organisme
toute sa force de répulsion et de réaction contre
l'agent épidémique. Quoiqu'une part réelle d'influence contraire ait été accordée aux jours de soleil
mêlés de pluie, il faut croire que la chaleur, par
elle-même, est un auxiliaire énergique de cette épidémie : elle s'est manifestée avec une très-grande
vigueur dans les mois très-chauds que je viens de
citer, époque de l'année où depuis longtemps j'ai
eu occasion de soigner, à Salins et dans ses environs, quelques cas isolés de choléra indigène.

Dès que la moyenne thermométrique fut descen-
due à 12° cent. à midi, et à 6° le matin, dans la
première quinzaine d'octobre, il m'a paru rationnel
de rattacher la cessation du fléau et un état de
santé très-satisfaisant, à cet abaissement de la température automnale, sans toutefois vouloir com-
parer cette réfrigération de l'air athmosphérique à
celle des climats hyperboréens, que le choléra n'a
point encore envahis. L'air était assez froid pour
donner des motifs à cette interprétation.

En comparant, au point de vue étiologique, le
séjour des montagnes calcaires, lieux secs et élevés,
avec les contrées basses parcourues par des lignes
aqueuses dans les terrains d'alluvion ou les combes
argileuses chargées d'hygrométricité, je me suis
proposé de faire sortir de ce parallèle un système
tout entier de prophylaxie anti-cholérique, appliqué
à notre département. Il a en sa faveur les avantages attachés à la contre-épreuve, à l'expérience, et

me fournit les moyens de résoudre la première
question que je me suis posée dans le préambule,
*l'aptitude des terrains hydroscopiques à développer
la propriété cholérique.*

PRIVATIONS CAUSÉES PAR LA DISETTE. — RÉGIME. —
TRAVAUX.

Parmi les prédispositions générales, je viens de
parler de la température, des météores et des habitations insalubres ; je continuerai ce sujet, en fai-
sant connaître la nourriture imposée par la disette,
les privations qui amènent les imprudences dans le
régime, les travaux de la campagne et les causes
d'insalubrité permanentes dans le Jura salinois.

Un concours de circonstances extraordinaires
rendit les habitants du département plus accessi-
bles à recevoir l'influence épidémique. La disette
des céréales, celle du vin, réduisirent les cultivateurs à recourir aux emprunts, pour satisfaire les
besoins les plus urgents. Ils s'imposèrent, ainsi
qu'à leur famille, de grandes privations sur les
choses de première nécessité. Nous savons que
c'est dans la classe indigente, aussi mal logée que
mal nourrie, que cette épidémie éclata avec plus
de violence : il en mourut les deux tiers en plus que
parmi les personnes qui avaient les aisances de la
vie et qui pouvaient se procurer une nourriture
substantielle, ainsi que l'usage du vin aux repas.
Le régime animal, alors si convenablement appro-
prié à la conservation de la santé, et dont l'Eglise
avait compris la nécessité dans les jours consacrés
au maigre, ne put être pratiqué par les ouvriers et
les artisans, à cause de la cherté de la viande. Quelques-uns d'entr'eux, comme aux forges du Pont-du-
Navoy, s'abstenaient de vin pendant toute la semai-
ne, pour en boire le dimanche avec excès; et la nuit
du dimanche au lundi était marquée par l'invasion
d'un plus grand nombre de cas de choléra, très-

souvent funestes aux buveurs. D'autre part, la terre produisit avec abondance des fruits, des racines, des légumes, en sorte qu'à défaut de pain, on se nourrissait presque exclusivement, dans les campagnes, de choux, de haricots, etc. Les pommes de terre étaient arrachées des champs avant leur complète maturité et imprégnées de leur eau de végétation, pour en faire la nourriture de toute la famille.- Chacun s'empressait de manger les fruits dont les arbres étaient chargés ; la privation du vin fit qu'on buvait de l'eau immédiatement après l'ingestion de ces crudités, aussi flatulentes qu'indigestes ; quand, après le salaire de quelques journées de travail, on avait pu acheter du blé, le pain était consommé dans le ménage dès qu'il sortait du four. Presque tous les cas de choléra, avec cyanose et refroidissement glacial du corps, se rapportent à la boisson de l'eau, après avoir fait usage, au repas du soir, de pain chaud, de salade, de prunes ou de pommes de terre cuites dans la marmite : toutes ces imprudences fortifièrent la prédisposition au choléra chez les personnes qui en furent atteintes.

Des jours mêlés de pluie et de soleil forcèrent les cultivateurs à se livrer à des travaux excessifs, pour dérober aux averses orageuses et aux submersions la récolte des foins et celle des blés, qu'on se hâtait de moissonner pour les abriter à la grange; inondés de sueur, pressés par la soif, ils buvaient de l'eau aux sources qui coulent au pied des montagnes, et le soir, bien fatigués, de retour à la maison, ils se couchaient avec la chemise mouillée sur le corps.

A l'usage d'aliments indigestes, à toutes ces causes de refroidissement et de débilitation, qui ouvraient dans l'organisme une large porte à l'influence cholérigène, venaient s'ajouter la frayeur causée par les ravages de l'épidémie, les veilles prolongées auprès des malades, la douleur et le

regret de les voir succomber sous les coups rapides
et toujours imprévus du fléau.

APTITUDES INDIVIDUELLES.

L'imminence du choléra est sous la dépendance
de prédispositions physiologiques individuelles, ou
d'un état morbide. Je range dans cette catégorie
les constitutions valétudinaires, celles qui sont
affaiblies par des maladies antécédentes, les personnes énervées par la peur, les excès, les fatigues,
les veilles, les privations, la misère, un régime
alimentaire insuffisant, tout ce qui peut détériorer
l'organisme et diminuer les éléments du sang,
comme la leucorrhée, l'anémie, les affections chroniques des voies digestives, l'engorgement des viscères du ventre, les embarras gastriques, un flux
muqueux et dyssentérique.

Le choléra frappe à toutes les époques de la vie;
mais il atteint de préférence le bas âge et la vieil-
lesse. La plus grande mortalité se remarque dans
le sexe féminin, puis viennent les hommes faits,
puis les enfants au-dessus de dix ans. A Mouchard,
sur 31 décès cholériques, il y a eu dix-neuf femmes, dix hommes et quatre enfants en bas âge. Les
deux tiers des femmes qui moururent étaient enceintes. Il en fut de même à Gray, en sorte que le
chiffre des naissances dans cette ville, en 1854, a
été beaucoup inférieur à celui des autres années.
Cette épidémie attaque aussi, avec une fâcheuse prédilection, le sexe à l'époque de la menstruation, de la
puberté et de la ménopause. En général, une pré-
dominence très-marquée se fait remarquer parmi
les décès du sexe féminin.

J'ai calculé que les trois quarts des cas d'invasion du choléra avaient éclaté pendant la nuit.
Est-ce à cause du sommeil, de l'abaissement de la
température après le coucher du soleil, de l'air humide et froid du soir qui débilite les fonctions et

devient un conducteur du poison cholérique? ou bien cette fréquence du choléra se rattache-t-elle à des indigestions qui se déclarent ordinairement après le repas du soir, qui est toujours le plus copieux parmi les cultivateurs? Ces deux effets nuisibles peuvent agir séparément ou se combiner pour accroître la propriété épidémique de la maladie. Nous savons que les décès par le choléra, à la suite d'indigestions, sont hors de toute proportion, comparativement avec les autres causes adjuvantes déjà connues.

L'acclimatement au sein du foyer cholérique émousse, par l'habitude, la disposition à payer un tribut à cette affection. Trois membres d'une famille, à Villers-Farlay, moururent du choléra au mois de novembre, presqu'immédiatement après leur arrivée dans cette commune, où depuis six semaines le foyer épidémique semblait éteint et la santé publique généralement bonne. Des bourgeois aisés de Dole avaient quitté cette ville aux approches de l'épidémie; ils en furent victimes en rentrant dans leur domicile, au moment où le choléra ne frappait plus qu'isolément de pauvres habitants de la partie basse de la rue des Comards, entre le Doubs et le canal. Le même sort fut réservé à ceux qui portaient le mal en incubation, lorsque, pour se dérober à l'épidémie, ils allaient tardivement habiter d'autres localités en dehors des limites qu'elle n'avait point encore envahies.

LE CHOLÉRA ÉPIDÉMIQUE N'EST PAS CONTAGIEUX.

Des faits nombreux militent contre l'opinion de la contagion cholérique; qu'il me suffise de citer, dans les montagnes du département du Doubs Mouthe et Pontarlier, etc.; sur les plateaux du Jura, Champagnole, Nozeroy, qui restèrent réfractaires aux atteintes du fléau asiatique, malgré le grand nombre d'émigrants qui s'y rendaient, don quelques-uns, ayant le mal en incubation, périrent de cette maladie sans la communiquer aux habitants de ces localités, empressés à leur donner des soins. Ce mal ne se communique point par voie de transmission individuelle; quand il est dépouillé de son caractère épidémique, il expire faute d'élément pour le propager.

Une atteinte du choléra n'en préserve pas pendant le reste de la vie ; j'ai acquis la certitude que la rechute, à la fin d'une convalescence en apparence bien établie, ramène cette affection avec une violente intensité et une évolution rapide des symptômes, presque toujours funeste.

Une constitution héréditaire et des éléments de prédisposition semblables, joints à des chagrins profonds après la perte de parents chéris, auxquels on avait consacré ses veilles et ses soins assidus ; toutes ces circonstances d'aptitude et d'énervation disposent les personnes qui vivent ensemble, sous un toit commun, à subir le mal épidémique, sans qu'il soit besoin de faire intervenir des miasmes contagieux pour rendre compte de la propagation du choléra dans ces familles affligées. Une observation intelligente fait voir qu'il provient des causes prédisposantes que j'ai énoncées; elles ne jouent dans cette épidémie, je le répète, qu'un rôle secondaire, et doivent être considérées comme des aptitudes à contracter le choléra, principe morbide essentiel, sans lequel cette épidémie n'existerait pas.

Les considérations qui précèdent sont un argument définitif contre les séquestrations des malades. Cette précaution illusoire n'a d'autre résultat que d'isoler les malheureux cholériques, et de les priver des secours dont ils ont besoin ; et pour rendre toute ma pensée par une comparaison, je termine ce sujet en disant que la culture est pour la fécondation de la semence confiée à la terre, ce que les prédispositions générales et les aptitudes

individuelles, sont pour le développement et la propagation du choléra épidémique.

Deuxième partie.

PROPHYLAXIE OU MOYENS DE PRÉSERVATION.

La connaissance des causes propres à développer
dans le Jura salinois la propriété épidémique du
choléra, nous conduit à trouver les moyens de s'en
préserver, ou du moins d'en atténuer le degré de
nocuité. Je crois devoir donner le résumé de quel-
ques-unes de ces principales influences nuisibles,
afin d'en établir plus directement la corrélation
avec les agents de prophylaxie que l'expérience et
les ressources de l'hygiène mettent à notre disposition.

1°. Il est démontré que le choléra trouve de puis-
sants auxiliaires dans certaines conditions locales
et individuelles ; on a vu cette épidémie suivre,
dans sa marche, les lignes aqueuses, s'arrêter dans
les régions basses, froides et humides.

2°. Il affecte principalement certains terrains
géologiques de nature à entretenir l'hygrométricité.
Ce sont, dans le Jura salinois, le bassin tertiaire de
la Loue ; la première vallée longitudinale du Jura,
combe oxfordienne et d'alluvion récente, parcourue
par la rivière d'Ain et ses affluents supérieurs.

3°. Cette maladie sévit de préférence sur les personnes qui sont dans de mauvaises conditions d'hygiène, d'habitation et de régime alimentaire.

4°. La même imminence morbide menace les
valétudinaires, ceux qui sont affaiblis par des excès
ou des maladies.

ÉMIGRATION.

Parmi ces causes adjuvantes, il en est qu'il est
facile d'éviter, et d'autres auxquelles on ne peut se

soustraire entièrement. Parmi ces dernières, sont les devoirs qu'imposent la société, la famille; la charité chrétienne, l'état militaire, l'exercice de la médecine, la magistrature, les services civils et religieux, nous commandent de donner l'exemple du courage, du dévouement au milieu des calamités qui portent le deuil dans le pays. Libres de tous ces engagements, les habitants de la plaine d'alluvions de la Loue, de la première vallée longitudinale du Jura, des lieux bas et malsains situés aux bords des rivières, les valétudinaires, les femmes enceintes, celles qui portent des affections chroniques, des viscères, se disposeront à partir aussitôt que le choléra se sera déclaré dans le voisinage des lieux qu'ils habitent, et ne reviendront à leurs foyers que six semaines ou deux mois après que cette maladie aura complètement disparu de cette contrée.

Par le fait même que les cours d'eau et les endroits bas et humides ont une attraction élective pour le choléra, on doit en tirer l'induction que les sommets calcaires ou granitiques loin des eaux, ont le privilége d'être inaccessibles à l'invasion du choléra. Ainsi je conseille aux personnes qui entreprennent cette émigration temporaire sur les montagnes du Doubs ou du Jura, de se rendre dans les lieux secs, élevés, les plus salubres; ils choisiront de préférence dans l'arrondissement de Poligny, les villes et villages éloignés des forêts, des lacs, ainsi que des tourbières. La petite ville de Nozeroy, au sommet d'un monticule néocomien, réunit à ces conditions de salubrité l'avantage de pouvoir s'y procurer un logement et un régime convenables. Mais quand on est dans la nécessité et l'obligation de vivre au milieu d'une athmosphère cholérigène, le cercle des soins et des mesures sanitaires s'agrandit en proportion des progrès de l'épidémie: il s'agit alors de s'en garantir par l'emploi de tous les modificateurs hygiéniques indiqués. Dans cette cir-

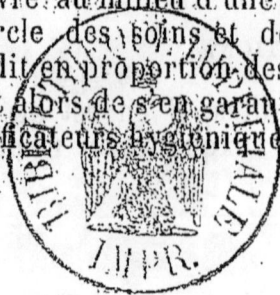

constance, ces conseils s'adressent, les uns aux individus ; les autres, dont je parlerai à la fin de ce
mémoire, sont du ressort des magistrats et de la po-
lice sanitaire.

HABITATIONS.

Le froid humide étant reconnu une des causes
prédisposantes les plus actives de l'envahissement
du choléra, il s'ensuit l'indication prophylactique
de préférer, dans les villes, l'habitation des quartiers
élevés, percés de rues larges balayées par les vents.
Cette ventilation permanente purifie l'air et chasse
les miasmes, lesquels, en raison de leur pesanteur
spécifique et de l'hygrométricité, ont une attraction
vers les lieux bas, le rez-de-chaussée de rues étroites, le voisinage des rivières. Les habitants de ces
endroits malsains, feront très-bien de transporter
pour un certain temps leur domicile dans des quartiers plus salubres, ou du moins d'abandonner le
rez-de-chaussée pour occuper, durant l'épidémie,
les étages supérieurs ; ils s'éloigneront des canaux,
des cours d'eau, des mares : l'air humide de ces rivages est très-nuisible à la santé, surtout pendant
le sommeil, à l'époque nyctémérale. Dans l'impos-
sibilité de changer de demeure, on aura l'extrême
prudence de tenir fermées les portes et fenêtres
qui s'ouvrent du côté des rivières et des lieux insalubres.

La propreté sera entretenue dans l'intérieur et
aux abords des maisons ; elles seront assainies et
ventilées, au moyen d'un courant d'air, pendant la
journée , et avec le feu du foyer lorsque la température devient froide et humide: rien ne dispose
au choléra comme l'absence des soins hygiéniques.

RÉGIME.

Un régime exclusivement végétal, avec privation

de boissons fermentées, abaisse l'activité de toutes les fonctions, rend plus impressionnable aux a-gents délétères répandus dans l'air, exige une masse d'aliments peu nutritifs, pour subvenir à la nourriture et à réparer les forces, et occasionne de la flatulence, des coliques, la diarrhée. Ces troubles digestifs, précurseurs du choléra, nous donnent à comprendre qu'il faut s'abstenir, dans ces temps d'imminence morbide, d'une nourriture semblable. Les légumes, les crudités, la salade, les prunes, le melon, les fruits verts et acides rentrent dans cette même proscription. Elle embrasse en même temps les viandes salées qui résistent au travail de la digestion, telles que la viande du porc, leurs di-verses préparations, la pâtisserie, le pain chaud, etc.

Dans ces temps de lutte de l'organisme contre un agent épidémique de destruction, une nourri-ture substantielle capable, sous un petit volume, de restaurer les forces et de maintenir l'équilibre dans les fonctions, est celle qu'on adoptera pour le régime habituel; elle doit se composer de potages gras, de viandes rôties ou grillées, de gibier, de poisson, d'œufs. On associe à ces aliments, pris en quantité modérée, un peu de jardinage au jus, un peu de vin rouge coupé avec de l'eau pure ou ga-zéifiée, et, à défaut de vin, toute autre boisson fer-mentée, un peu stimulante.

Le thé, un petit verre de liqueur, le café même, si l'on a l'habitude d'en prendre, ne seront pas exclus de ce régime qui réclame la sobriété, princi-palement recommandée au repas du soir. Mais il y a loin de la tolérance accordée à l'usage d'une faible quantité de liqueurs, à l'abus que j'ai vu faire de l'eau-de-vie et du rhum, dans l'intention de se préserver du fléau.

Il serait plus préjudiciable qu'avantageux de changer brusquement d'anciennes habitudes et sa manière de vivre. Dans le cas où elles seraient

opposées aux prescriptions de l'hygiène, il suffira
de cinq à six jours d'un régime de transition.

Il est prudent de se priver de glacés, de bière
entre les repas, qui seront réguliers, si l'on veut
se mettre dans les conditions favorables pour résister aux atteintes du choléra, qui profite du moin-
dre trouble digestif pour s'introduire dans l'éco-
nomie.

Un état habituellement sédentaire détruirait tous
les avantages d'un régime sobre et restaurant. On a
observé que la mortalité cholérique a principalement affecté les employés des bureaux des di-
verses administrations, les tisserands, les cordon-
niers, artisans qui mènent une vie très-peu active.
Peut-être faut-il attribuer une part des décès (dans
ces deux dernières classes de la société) à l'habitation du rez-de-chaussée, dépourvu de lumière et
d'aération.

EXERCICES.

Les excès en tous genres sont funestes. Il est
absolument indispensable de se livrer à quelques
exercices dans la journée; ils donnent plus d'activité à la circulation périsphérique, aux fonctions
de la peau; les forces se répartissent d'une manière
plus convenable au maintien de la santé. En Algérie,
des soldats surpris par les premiers symptômes
cholériques, ont prévenu l'explosion du mal en
se livrant immédiatement à la course. Toutefois
l'exercice ne doit pas être poussé au point d'oc-
casionner la fatigue, l'épuisement des forces et la
soif, effets opposés à l'hygiène, pour des raisons
faciles à apprécier.

HYGIÈNE POUR LES CLASSES AISÉES.

La promenade convient généralement après les
repas, jamais pendant le règne des brouillards ou

lorsque le soleil a quitté l'horizon, à cause de l'humidité de la température plus basse, qui contraste en été avec celle du jour. Il est conseillé de garder les appartements aux approches des orages, afin d'éviter la pluie et de s'isoler, autant que faire se peut, de l'atmosphère ambiante chargée d'électricité. Après un exercice en plein air et sous un ciel pur, il serait imprudent de s'exposer à une suppression de la transpiration, soit en buvant de l'eau froide, soit en s'exposant à la fraîcheur d'un courant d'air. Cette recommandation emporte avec elle la nécessité d'avoir constamment de la flanelle sur le corps. La boisson d'un thé léger avant de se coucher, secondera le mouvement expansif à la circonférence, qu'il importe de provoquer par des frictions sèches exercées sur la peau ; elles seront également pratiquées lorsqu'on sera de retour à la maison, après une promenade qui a provoqué la transpiration.

Si la sobriété est impérieusement recommandée en temps de choléra, elle est encore plus indispensable aux personnes qui soignent les individus atteints de cette maladie : elles boiront du vin aux repas; prendront du café, si elles en ont l'habitude, ou bien du thé. On ne réclamera leur assistance pendant la nuit que de deux jours l'un, et tous les moyens déjà connus pour entretenir les fonctions de la peau et la chaleur du corps, ne devront point être négligés, afin de maintenir les forces à un degré convenable pour réagir contre les atteintes du mal.

Ces conseils, que j'adresse à la classe aisée de la société, paraîtront peut-être minutieux et empreints d'une certaine exagération. Mais en présence d'un danger imminent, il serait pour le moins imprudent de ne pas mettre à profit les soins et les précautions qui ont reçu la sanction de l'expérience.

HYGIÈNE POUR LES CAMPAGNES.

Un genre de vie différent, la nature des travaux, une nourriture grossière et plus abondante, permettent de prescrire aux habitants de la campagne des mesures d'hygiène et des précautions sanitaires moins sévères. Parmi les cultivateurs, au milieu des grands travaux des champs, les conseils inspirés par la raison la plus commune et l'hygiène vulgaire sont entièrement négligés : ils ne peuvent pas résister à un instinct irréfléchi ; couverts de sueur, ils boivent à longs traits l'eau fraîche des fontaines, et se couchent sur l'herbe à l'ombre des arbres. Ces imprudences, origine d'une multitude de maladies dans les temps ordinaires, sont interdites aux habitants des campagnes pendant le règne du choléra épidémique ; ils porteront aux champ, afin d'apaiser la soif, des bouteilles remplies d'eau légèrement alcoolisée ; et, de retour à la maison, ils ne resteront pas dans le repos sans changer leur linge, mouillé par la sueur ou la pluie.

L'épidémie apporte avec elle des modifications dans l'organisme, qui le rendent plus impressionnable aux agents morbifiques ; cette influence secrète met dans la nécesité de changer les habitudes, et de suivre un régime plus sobre et plus substantiel.

RÉGIME ALIMENTAIRE.

Une erreur également funeste aux cultivateurs, est celle de croire qu'ils pourront se nourrir comme avant l'invasion du fléau, avec des aliments copieux et lourds. L'estomac, énervé sous l'impression de la maladie régnante, a perdu une grande partie de son énergie fonctionnelle, en sorte que les indigestions surviennent à la suite d'un repas habituel. La soupe, le bœuf, le potage au riz, le pain cuit de la veille, le mouton, les œufs, sont les meilleurs ali-

ments qui conviennent alors ; les viandes salées et
fumées doivent être réservées pour un autre temps.
Le jardinage accommodé est plus salutaire que les
choux, les légumes, les pommes de terre qu'on vient
d'arracher de la terre ; et quand la nécessité oblige
de servir à table des plantes de la famille des cru-
cifères, il faut au moins les passer à l'eau bouil-
lante. Les prunes, les pêches, le melon sont généralement nuisibles, si l'on boit immédiatement
de l'eau après avoir mangé ces fruits. Cette remarque a été presque constamment vérifiée par l'observation.

POLICE SANITAIRE.

Il est des choses qu'il suffit de signaler pour en
donner à connaître l'influence dangereuse. Ainsi,
on reproche à nos communes rurales le défaut d'aération et de propreté dans la maison, l'encombre-
ment d'une famille nombreuse dans un local bas et
étroit, l'entassement aux abords des maisons de
fumiers, dont les égouts s'infiltrent dans les citernes
et les puits, etc. Ces causes d'insalubrité, toujours
pernicieuses à la santé des cultivateurs, devront
disparaître aux approches du choléra.

Les magistrats interviendront d'une manière très-
efficace, en prenant des mesures sanitaires pour
s'opposer aux causes d'insalubrité signalées à leur
vigilance par les conseils d'hygiène, afin de neutraliser en partie les éléments susceptibles de donner de l'extension à cette épidémie. C'est à leur sollicitude qu'il appartient de sauvegarder les paysans,
contre leur propre incurie et les préjugés enraci-
nés par la coutume, sans qu'il leur vienne à la
pensée de réunir leurs efforts dans le but de détruire les foyers infectueux qui les environnent.
L'édilité surveillera le maraudage des vergers et
des champs de pommes de terre, la qualité de la
viande et des denrées alimentaires en vente sur les

marchés. Elle fera enlever les fumiers, les boues et immondices répandues dans les cours des maisons, sur la voie publique, qui sera balayée tous les deux jours; on visitera, pour les assainir, les logements des indigents afin de leur restituer une part de la salubrité. Il sera procédé au curage des égouts, des canaux souterrains d'épuration, au bon entretien des fontaines et de leurs bassins. Cependant, si des flaques ou mares existent près des maisons, on aura soin de ne point en opérer le curage ni d'en ramener la vase sur les bords. Ces travaux, ainsi que la vidange des latrines, seront mis à exécution avant que la maladie ait fait explosion dans la localité. Ce que je dis relativement aux mares, concerne également les canaux et tous les cours d'eau vaseux voisins des habitations.

ASSAINISSEMENTS. — DRAINAGE.

S'il est d'une bonne politique de profiter du temps de paix pour se préparer aux éventualités de la guerre, dans un autre ordre de choses et en l'absence des épidémies, il est du devoir de l'Administration de se prémunir contre l'invasion du fléau, sans cesse menaçant, et de veiller à la salubrité par tous les moyens et les enseignements que l'hygiène met à la disposition des autorités.

Puisque la persuasion est acquise, —ce que je crois avoir prouvé,— que le choléra établit son empire de préférence dans les lieux bas, arrosés par des cours d'eau qui se tracent un lit sinueux sans encaissement, il ne reste plus aux magistrats que d'aviser aux moyens d'en prévenir les effets désastreux sur les populations, par le curage et le redressement de ses rivières, leur endiguement; de même qu'il importe de compléter ce système d'assainissement par le drainage, afin d'épurer les terrains hydroscopiques.

Ces opérations devront s'effectuer : 1° sur la

Loue, dans le canton de Villers-Farlay, où l'on pratiquera un canal de dérivation selon le projet de l'ingénieur Polonceau; 2° dans la combe oxfordienne de Lemuy et de Vers, par la rectification du ruisseau des Joncs et du cours de l'Angillon; 3° dans les plaines marécageuses du Vernois, près d'Orgelet, par les mêmes procédés hydrologiques, entrepris sur la Torreigne, au moyen de puisards et d'une tranchée, ouverte dans un petit relèvement transversal du sol qui s'oppose à l'écoulement des eaux. 4° Le drainage et l'endiguement sont également réclamés sur certains points du cours de la rivière d'Ain. 5° Le curage du lit de la Furieuse, dans son trajet à Salins.

Si j'insiste sur l'accomplissement définitif de ces travaux, qui ont reçu la sanction du comité d'hygiène institué près le ministère de l'agriculture, et dont quelques-uns sont en voie d'exécution, c'est afin d'en hâter la terminaison avant que le choléra, disposé à revenir à ses premières stations, envahisse de nouveau les alluvions de la Loue, les bords de l'Ain et la combe oxfordienne du Jura ; car alors il ne sera plus temps d'invoquer ces grandes mesures préventives et de salubrité. De courtes instructions, rédigées pour être mises à la portée des cultivateurs, leur donneront à apprendre ce qu'il faut faire et éviter pour se garantir de la maladie, en diminuer la gravité, et ramener la confiance avec la sécurité au sein des populations.

ASSISTANCE PUBLIQUE.

La vigilance de l'Administration ne se borne point aux assainissements des localités. Les autorités invoqueront les secours de la charité, et se serviront des sommes dont elles peuvent disposer en commun, pour procurer des habillements, des objets de literie, de la soupe, du pain, de la viande de bœuf, du riz à la classe indigente, la plus affligée par le fléau à cause de ses besoins et des privations qu'elle éprouve. Cette charitable assistance a eu, à Salins, les plus favorables résultats lors de cette dernière épidémie ; elle a contribué à en arrêter le progrès, de concert avec l'établissement d'un service de santé permanent, et d'un dépôt de médicaments administrés gratuitement aux cholériques indigents, sous la surveillance des médecins. Tous ces secours reçoivent leur complément, lorsqu'au milieu de ces foyers épidémiques, les religieuses sont appelées à prodiguer leurs soins, devoirs qu'elles accomplissent avec un zèle intelligent et un dévouement infatigable. Dans ces derniers temps, on a proposé différents modes d'assistance publique, à l'occasion du choléra ; le seul praticable, dans les communes rurales, même dans les villes de notre arrondissement, me paraît être celui que je viens d'exposer. A Salins, chaque quartier a ses dames de charité, auxquelles s'associent les membres de la société de St-Vincent-de-Paul et un médecin de la localité. Ces associations chrétiennes distribuent les secours de tous genres aux indigents, avec une connaissance parfaite de leurs besoins et selon l'indication fournie sur l'état du malade.

EMPLOI DANGEREUX DE CERTAINS MOYENS RÉPUTÉS PRÉSERVATIFS.

Dans le but de neutraliser le principe matériel générateur du choléra, on a mis en usage les chlorures alcalins ; et, selon les hypothèses étiologiques, le camphre, le soufre, etc., ont été prodigués pour détruire de prétendus animalcules cholérigènes. Ces agents tirés de la pharmacie, n'ont eu pour véritable résultat que d'altérer l'air ambiant, et de lui ajouter un élément nuisible de plus. Des femmes en ont été incommodées au point d'éprouver une perte de l'appétit, du sommeil, beaucoup de malaise et de syncopes. Il n'en faut pas plus pour donner au choléra l'occasion de se déclarer. Dans l'état actuel de nos connaissances physico-chimiques, l'agitation et le renouvellement de l'air suffisent pour le purifier : ils disséminent dans l'espace les molécules morbifiques, qui perdent de leur activité. Les purgatifs donnés dans l'intention de prévenir le mal, n'ont pas eu d'effet plus satisfaisant que les désinfectants par le chlore, non plus que le gaz sulfureux et le camphre. Quand les fonctions digestives n'étaient point enrayées par des embarras humoraux, a purgation répétée disposait à contracter l'affection épidémique, par la surexcitation produite sur la muqueuse digestive, la débilitation, et la soustraction des matériaux qui coopèrent à la formation du sang. Des personnes délicates, des femmes non habituées aux liqueurs fortes, s'exposèrent aux mêmes dangers dans le but de repousser le choléra. Libre de crainte, avec de la sobriété, des précautions hygiéniques et l'assurance que les moyens de prophylaxie doivent inspirer, on a la plus grande somme de probabilités de se prémunir contre l'invasion de cette maladie, même au milieu de son foyer épidémique.

« Puisqu'il y a des règles hygiéniques de prophy-
« laxie propres à atténuer l'effet des causes locales
« et individuelles du choléra, (*Mémoire* lu à l'acadé-
« mie impériale de médecine, par le docteur Jolly,
« 1854),» je crois avoir atteint un but d'utilité publique en éclairant, par l'expérience et le raisonnement, cette question importante de préservation, digne de fixer l'attention des médecins et la sollicitude des magistrats, dans la prévision que ce terrible fléau peut se reproduire avec sa propriété épidémique, dans notre département.

Salins, 15 août 1855.

GERMAIN, d.-m.-p.

Post-scriptum.

Épidémies cholériques à Levier, Boujailles et Quingey, département du Doubs. — Septembre, octobre 1855.

Deux incendies qui se succédèrent dans l'espace de trois semaines, réduisirent en cendres les deux tiers des habitations de la commune de Levier, arrondissement de Pontarlier, peuplée de 1,700 habitants. Le 11 septembre 1855, le lendemain du dernier sinistre, le choléra éclata spontanément dans cette localité, qui jouissait auparavant, ainsi que le plateau élevé de ces montagnes, de la santé la plus florissante. Le choléra, maintenant dans sa période décroissante, a enlevé 70 personnes, le 25° à peu près de la population, pendant deux mois. Les habitants désespérés, frappés de terreur, se réfugièrent dans les quelques maisons épargnées par les flammes. Entassés dans des chambres étroites et humides, ils éprouvèrent, malgré l'assistance publique, la privation des choses indispensables à la vie ; la récolte de leur moisson, les provisions de ménage venaient d'être la proie des flammes ; ils n'avaient pour boisson qu'une eau fétide qui avait filtré à travers un sol couvert de fumiers et de débris d'animaux à demi consumés par le feu.

Tous ces éléments délétères, de nature à déprimer les forces, à corrompre le sang, à jeter la perturbation dans les fonctions et dans le système nerveux, auraient produit, dans les temps ordinaires, un vaste foyer d'infection typhoïdienne. Il en a été autrement ; et pour expliquer, dans cette circonstance, l'explosion du choléra au milieu de cette population, il faut admettre évidemment que l'influence cholérigénique exerçait dans nos contrées un empire latent, depuis sa dernière invasion en Franche-Comté, et qu'il suffisait, pour l'attirer sur cette malheureuse commune, du concours de toutes les conditions reconnues propices à son développement.

On cite maintenant quelques cas de choléra suivis de décès, à Boujailles. Ce village fait partie de la grande combe oxfordienne du Jura, que le fléau menace d'envahir successivement, en suivant dans sa marche les contours sinueux de la vallée et des rivières.

La même épidémie commence à régner dans un village près de Quingey, sur les bords de la Loue (Doubs).

Ainsi viennent se réaliser toutes les prévisions émises dans ce mémoire, relativement aux aptitudes individuelles et locales propres à développer le choléra épidémique. Ces prévisions de la science reçoivent, dans notre pays, la sanction du temps et de l'expérience.

J'ajoute, en terminant, qu'en raison de la cherté du vin, on fabrique, pour le remplacer à meilleur marché, des boissons plus ou moins fermentées, faites avec certains fruits et divers ingrédients. Comme leur usage a occasionné dans plusieurs endroits des accidents cholériformes, il appartient aux magistrats de donner des instructions sur ce genre de fabrication, afin qu'elle soit le plus utile possible à la santé, en même temps qu'ils dirigeront une active vigilance sur la falsification des vins : l'imminence du fléau épidémique impose le devoir de recourir à tous les moyens propres à le prévenir, ou en diminuer l'activité morbide.

Salins, 13 octobre 1855.

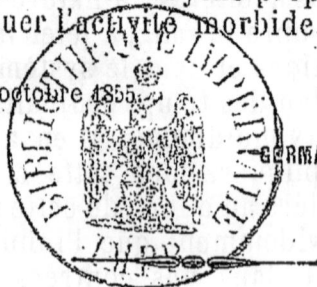

GERMAIN, d.-m.-p.

www.ingramcontent.com/pod-product-compliance
Lightning Source LLC
Chambersburg PA
CBHW060530200326
41520CB00017B/5194